BEI GRIN MACHT SICH IHR WISSEN BEZAHLT

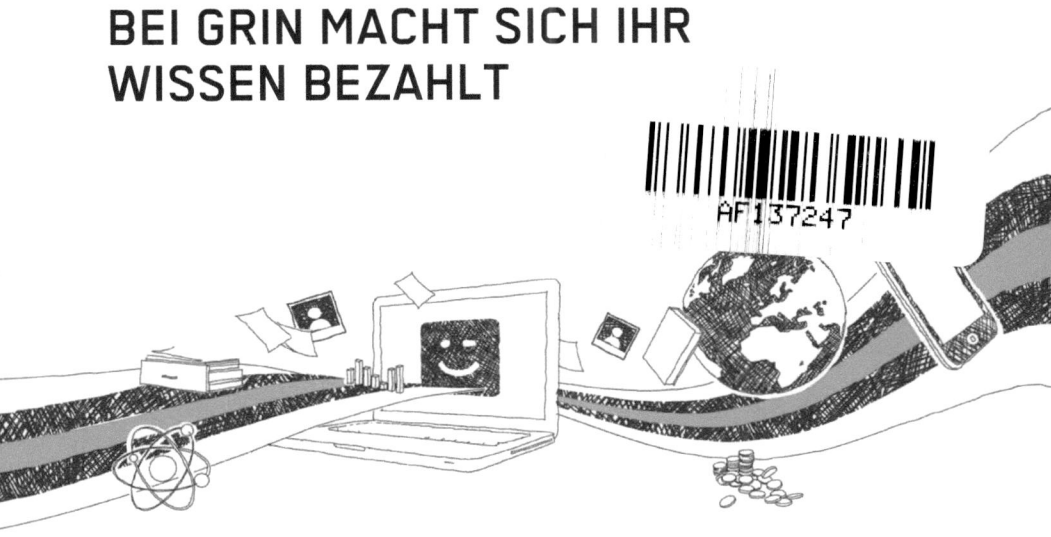

AF137247

- Wir veröffentlichen Ihre Hausarbeit, Bachelor- und Masterarbeit

- Ihr eigenes eBook und Buch - weltweit in allen wichtigen Shops

- Verdienen Sie an jedem Verkauf

Jetzt bei www.GRIN.com hochladen und kostenlos publizieren

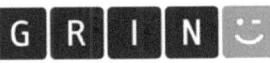

Bibliografische Information der Deutschen Nationalbibliothek:

Die Deutsche Bibliothek verzeichnet diese Publikation in der Deutschen National-
bibliografie; detaillierte bibliografische Daten sind im Internet über http://dnb.d-
nb.de/ abrufbar.

Impressum:

Copyright © 2017 GRIN Verlag
Druck und Bindung: Books on Demand GmbH, Norderstedt Germany
ISBN: 9783346144270

Dieses Buch bei GRIN:

https://www.grin.com/document/539035

Philipp Schiffer

Qualitäts- und Risikomanagement in deutschen Krankenhäusern

GRIN Verlag

GRIN - Your knowledge has value

Der GRIN Verlag publiziert seit 1998 wissenschaftliche Arbeiten von Studenten, Hochschullehrern und anderen Akademikern als eBook und gedrucktes Buch. Die Verlagswebsite www.grin.com ist die ideale Plattform zur Veröffentlichung von Hausarbeiten, Abschlussarbeiten, wissenschaftlichen Aufsätzen, Dissertationen und Fachbüchern.

Besuchen Sie uns im Internet:

http://www.grin.com/

http://www.facebook.com/grincom

http://www.twitter.com/grin_com

Qualitäts- und Risikomanagement in deutschen Krankenhäusern

Hausarbeit

Schriftliche Hausarbeit im Bereich Qualitäts- und Risikomanagement im deutschen Gesundheitswesen bzw. in deutschen Krankenhäusern mit hohem Praxisbezug im Rahmen des Masterstudiums Health and Medical Management (M.A.).

Vorgelegt von: Philipp Schiffer

Note: 1,7

Wintersemester 2016/17

Inhaltsverzeichnis

1   Einleitung..3

    1.1   Zielsetzung der Arbeit..4

2   Krankenhäuser...5

3   Qualitätsmanagement 7

    3.1   Normen im Qualitätsmanagement 7

    3.2   Kosten des Qualitätsmanagements.....................................7

    3.3   Qualitätsbericht...8

    3.4   Qualitätsbeauftragter 8

    3.5   Einführung des Qualitätsmanagements...............................9

    3.6   Entwicklungsphasen des Qualitätsmanagements 9

4   Zertifizierung des Qualitätsmanagements 11

    4.1   Externe und Interne Audits 11

    4.2   Kooperation für Transparenz und Qualität im Gesundheitswesen 12

    4.3   ISO 9001...13

5   Beispiel des Qualitätsmanagements im Krankenhaus XY in Musterstadt..14

6   Risikomanagement 14

    6.1   Risikomanagementprozess...15

    6.2   Klinisches Risikomanagement 16

    6.3   Gesetzliche Grundlagen zum Risikomanagement im Krankenhaus.......17

7   Patientensicherheit..19

8   Beschwerdemanagement...20

9   CIRS – Critical Incident Reporting System.....................................22

    9.1   Formen von CIRS..23

        9.1.1   Interne Formen des CIRS..23

        9.1.2   Externe Form des CIRS 24

    9.2   4-Schritt-Methode 24

    9.3   Vor-und Nachteile von CIRS..27

10   Fazit..28

Abbildungsverzeichnis...30

Abkürzungsverzeichnis...31

Quellenverzeichnis 32

1 Einleitung

Deutsche Krankenhäuser unterliegen einem zunehmenden ökonomischen Druck und steigenden Qualitätsansprüchen seitens der Interessengruppen wie z.B. Patienten, Kostenträger, Mitarbeiter, Gesellschaft. Die Veränderung der Vergütungsform von stationären Krankenhausleistungen bis hin zur Abrechnung nach diagnosebezogenen Fallpauschalen zwangen Krankenhäuser zum Umdenken und zur Umstrukturierung sowie zur strategischen Neuausrichtung. Der entstandene Kostendruck führte zur Optimierung der Behandlungsprozesse, um unter anderem die Verweildauer der Patienten zu kürzen und somit Kosten zu senken. Gleichzeitig hatte die Ökonomisierung der Krankenhäuser einen hohen Arbeits-und Zeitdruck zur Folge, womit auch das Risiko für Behandlungsfehler gestiegen ist. Zudem verpflichtet der Gesetzgeber die Krankenhäuser zur Implementierung und Weiterentwicklung eines einrichtungsinternen Qualitätsmanagements. Diese Entwicklung setzt eine umfassende Orientierung an den Kunden z.B. Patienten und an Qualitätsmaßstäben voraus. Des Weiteren sind neben einem funktionierenden Qualitätsmanagement die Implementierung eines Risikomanagements von immenser Bedeutung, um insbesondere wettbewerbsfähig zu bleiben und die Patientensicherheit verstärkter zu gewährleisten sowie Patienten zu gewinnen.[1]

Das deutsche Gesundheitswesen steht nicht nur vor einer wirtschaftlichen Herausforderung, sie zeichnet sich zudem durch eine wachsende Komplexität aus, diese Komplexität birgt Risiken. Da sich besonders Krankenhäuser in einem risikoreichen Umfeld befinden, besteht die Notwendigkeit, ein Risikomanagementsystem zu implementieren. Denn wo Menschen arbeiten passieren Fehler. Jede unternehmerische Tätigkeit ist permanent mit Gefahren und Risiken verbunden. Um Gefahren möglichst frühzeitig zu erkennen und zu vermeiden und die Chancen zu nutzen sind Risikomanagementsysteme unerlässlich.[2]

Im Jahr 2000 gab es in Deutschland 2242 Krankenhäuser, die über die ganze Bundesrepublik verteilt waren. Vom Jahr 2000 bis zum Jahr 2012 sank jedes Jahr die Zahl der Krankenhäuser in Deutschland. Allein im Jahreswechsel von 2008 auf 2009 konnte ein Zuwachs an Krankenhäusern festgestellt werden. Im Jahr 2012 gab es 2017 Krankenhäuser. Dies bedeutet, dass es in zwölf Jahren einen Rückgang von 225 Krankenhäusern in Deutschland gab.[3] Doch was ist der Auslöser für den stetigen Rückgang an Krankenhäuser? Gibt es in Deutschland weniger Erkrankungsfälle pro Jahr, oder decken die Maximalversorger das Einzugsgebiet vollständig ab, sodass, das „kleine" Krankenhaus als Grundversorger nicht genügend Behandlungsfälle hat zur Folge? Oder müssen die Krankenhäuser aus wirtschaftlichen Gründen schließen? Um medizinische und wirtschaftliche Ergebnisse langfristig festhalten zu können und sich anhand dieser zu verbessern, wurde das Qualitätsmanagement in Krankenhäuser eingeführt. Dieses Qualitätsmanagement soll die Struktur, den Prozess und die Ergebnisqualität der Krankenhäuser verbessern. Vergleichbar ist dies mit evidenzbasierten Leitlinien.[4] Im Rahmen des Qualitätsmanagements, welches für Krankenhäuser nach dem SGB V § 135a verpflichtet ist, gibt es viele Kategorien und Abteilungen die geführt werden müssen. Eines der wichtigsten Berichte des Qualitätsmanagements ist der Qualitätsbericht.

---

[1] Vgl. Deutsche Krankenhaus Gesellschaft, Roland Berger-Studie, Ökonomischer Druck auf deutschen Krankenhäuser bleibt hoch, 2016.

[2] Vgl. Ibrahim, 2016, S.6 ff.

[3] Vgl. Statista, Anzahl der Krankenhäuser in Deutschland in den Jahren 2000 bis 2012, 2014.

[4] Vgl. Gerlach, Qualitätsförderung in der Praxis und Klinik, 2001, S. 71.

Dieser wird jährlich vom Qualitätsbeauftragtem verfasst und veröffentlicht. Da es im Krankenhaus viele Prozesse mit verschieden Arbeitern aus verschieden Branchen gibt und diese alle festgehalten werden müssen, gibt es in den meisten Krankenhäusern eine Gruppe von Qualitätsbeauftragten. Diese Gruppe bekommt von der Krankenhaus Leitung jedes Jahr die Aufgabe interne Audits zu erstellen, mit welchen ein Krankenhaus sich anschließend repräsentieren kann. [5]

1.1 Zielsetzung der Arbeit

Ziel der vorliegenden Arbeit ist, das Qualitäts- und Risikomanagement im Krankenhaus vorzustellen und zu systematisieren. Zu diesem Zweck wird zunächst der Begriff Krankenhaus definiert. Zudem erfolgt ein Einblick in die Klassifikation der Krankenhäuser nach ihrem Tätigkeitsschwerpunkt, den Krankenhausträgern und den Versorgungsstufen.

Das Qualitätsmanagement und die Implementierungsgründe für ein Qualitätsmanagementsystem sowie die einzelnen Entwicklungsphasen werden im zweiten Kapitel näher beleuchtet. Im vierten Kapitel werden die Marktführer und die drei wichtigsten Zertifizierungsverfahren im Krankenhaus „Kooperation für Transparenz und Qualität im Gesundheitswesen" (KTQ), Procumcert (PCC) sowie ISO 9001, vorgestellt und beschrieben.

Im darauffolgenden Kapitel wird anhand eines Beispiels die Umsetzung des Qualitätsmanagementsystems im Sankt Elisabeth Krankenhaus Köln Hohenlind veranschaulicht.

Im sechsten Kapitel wird das Risikomanagement vorgestellt und in seine einzelnen Prozesse Risikoidentifikation, Risikobewertung, Risikosteuerung und –überwachung zerlegt. Zudem werden auf die gesetzlichen Grundlagen eingegangen. Im weiteren Verlauf, im siebten Kapitel wird die Patientensicherheit näher erläutert. Kapitel acht stellt das Beschwerdemanagement dar und erörtert die Rolle des Beschwerdemanagements bei der Risikominimierung.

Im vorletzten Kapitel wird das Fehlermeldesystem „Critical Incident Reporting System" vorgestellt sowie die Vor-und Nachteile des Systems aufgezeigt.

Die Arbeit endet mit einem Fazit und Zusammenfassung im zehnten Teil.

---

[5] Vgl. Grosser, Zertifizierung, o.J.

4

2 Krankenhäuser

Als Krankenhaus werden medizinische Einrichtungen bezeichnet, die zu einer Erkennung und Behandlung von Krankheiten und zur Geburtshilfe dienen.

Im Jahr 2007 gab es in Deutschland 2.087 Krankenhäuser mit über 17,1 Millionen Behandlungsfällen. Es wird zwischen stationärer und ambulanter Behandlung im Krankenhaus unterschieden.[6] Sobald ein mehrtägiger Aufenthalt eines Kranken im Krankenhaus notwendig ist, ist von einer stationären Behandlung die Rede. Ambulante Behandlungen werden in der Ambulanz eines Krankenhauses oder bei einem größeren Klinikkomplex in der Poliklinik durchgeführt. Krankenhäuser können klassifiziert werden, nach der Zahl der Betten, der Zahl der Patienten, nach ihren Tätigkeitsschwerpunkten oder nach dem Träger.[7] Im Rahmen der Gesundheitsvorsorge wird die staatliche Krankenhausplanung nach Versorgungsstufen unterteilt, Krankenhaus der Maximalversorgung, Krankenhaus der Schwerpunktversorgung und Krankenhaus der Regelversorgung. Zu der Zuständigkeit der Krankenhäuser gehört die Ausbildung des Pflegepersonals.[8] Im Jahr 2012 beliefen sich die Gesamtkosten der Krankenhäuser auf 86,8 Milliarden Euro. Die Krankenhäuser werden unterschieden in staatliche, städtische und Gemeinde öffentliche bzw. gemeinnützige Krankenhäuser, private karitative und konfessionelle Krankenhäuser. Außerdem werden Allgemein Krankenhäuser in Abteilungen aufgeteilt und in Spezial- oder Fach-Krankenhäuser unterschieden wie beispielsweise Frauenklinik, Kinderkrankenhaus, Nervenklinik. Die Sonderkrankenhäuser sind für spezielle Behandlungsverfahren zuständig oder nehmen bestimmte Personengruppen auf, beispielsweise Rehabilitationskrankenhäuser, Psychiatrische Krankenhäuser oder Gefängniskrankenhäuser. Dem Patienten steht die Wahl des Krankenhauses in dem er behandelt werden möchte grundsätzlich frei. Allerdings ist für eine Behandlung eine Einweisung durch einen niedergelassenen Arzt notwendig.[9]

In der nachfolgenden Grafik ist die Anzahl der Krankenhäuser von dem Jahr 2000 bis zum Jahr 2012 abgebildet. Wie bereits in der Einleitung erläutert, sank in Deutschland die Anzahl der Krankenhäuser seit dem Jahr 2000 stetig. Denn während es im Jahr 2000 noch 2.242 Krankenhäuser in Deutschland gab, sind es 2001 bereits 21 Krankenhäuser weniger. Sechs Jahre später sind es 2.104 Krankenhäuser bis schließlich 2011 weniger als 2050 Krankenhäuser in Deutschland existieren. Innerhalb eines Jahres waren es im Jahr 2012 weniger als 2020 Krankenhäuser, nämlich nur 2017.

---

[6] Vgl. Destatis, Stationäre Krankenhauskosten 2012 auf 4060 Euro je Behandlungsfall gestiegen, o.J.

[7] Vgl. Gesundheitsberichterstattung des Bundes, Krankenhäuser, 2014.

[8] Vgl. Gesundheitsberichterstattung des Bundes, Krankenhäuser, 2014.

[9] Vgl. Gesundheitsberichterstattung des Bundes, Krankenhäuser, 2014.

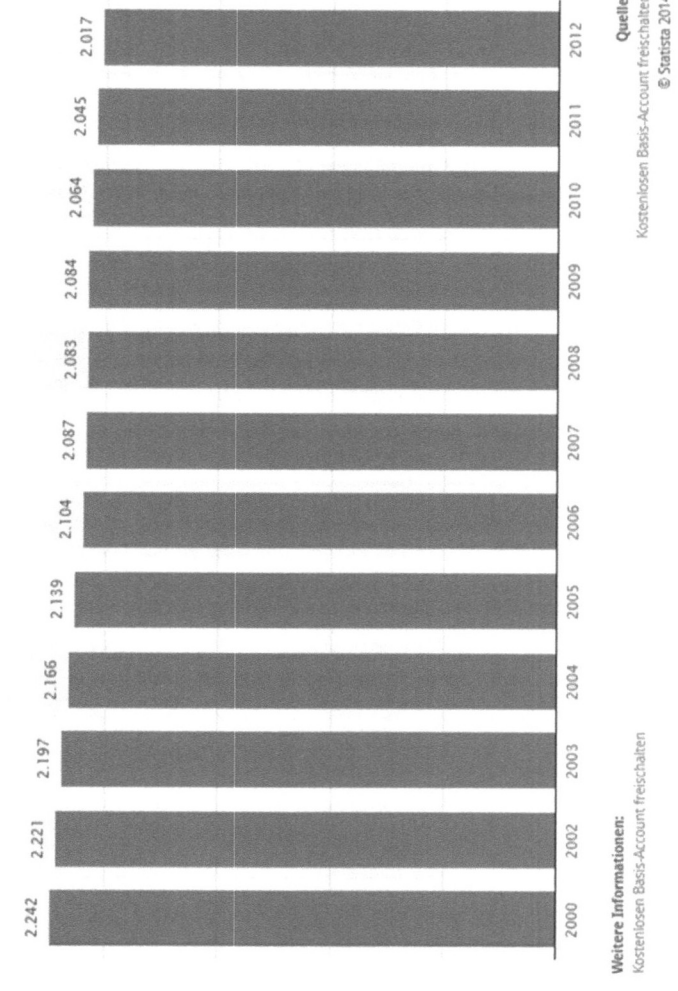

Abbildung 1: Anzahl der Krankenhäuser in Deutschland in den Jahren 2000 bis 2012

3 Qualitätsmanagement

Das Qualitätsmanagement wird von der DIN EN ISO 9000:2000 als eine ausgewogene Tätigkeit zu der Lenkung und der Leitung einer Einrichtung bezüglich der Qualität definiert.[10] Das Fundament des Qualitätsmanagements wurde in der Industrie erschaffen. Es ist eine Interventionstechnik und ein Steuerungsinstrument. Qualitätsmanagement beruht auf einer Anstrengung aller Betriebsebenen und hat basierend auf Untersuchung der Ergebnisse und Prozesse eine Verbesserung der Abläufe zu schaffen zum Ziel.[11] Es ist eine Managementstrategie, welche sich an die Zielgröße „Qualität" eines Unternehmens orientiert. Um die Vorgaben zu erreichen, werden Qualitätsmanagement Instrumente erstellt und angeboten. Dabei soll erreicht werden, dass im Unternehmen und unter den Mitarbeitern, die Leistungsdichte durch hohe Kenntnisse erhöht wird und die Arbeitsabläufe gestrafft und verbessert werden, um so eine Wertschöpfung anzutreiben. Die Qualitätsdarlegung gehört zum Leitgedanken des Qualitätsmanagements.[12]

3.1 Normen im Qualitätsmanagement

Um eine Maßnahme bewerten zu können, wird ein Standard benötigt, der als anerkannte Bezugsgröße für die Bewertungen schlecht oder gut im Vergleich dienen kann. Allgemein gültigen Normen gelten natürlich auch bei der Bewertung und Beurteilung eines Qualitätsmanagements. Als Bewerteter und Geprüfter muss darauf vertraut werden, dass bei der Bewertung nachprüfbare, einforderbare und objektive Regeln gelten. Die DIN EN ISO 9001:2000 ist eine für die Zertifizierung und Erstellung eines QMS bedeutsame Norm. Die ISO hat den Vorteil, dass sie von unabhängigem, staatlichem Einfluss freien Institutionen erarbeitet wird. Aus Sicht für die Belange der Arztpraxis, ist es wichtig zu erwähnen, dass Normen wie die ISO nicht nur abhängig, sondern auch unabhängig von Einrichtungen und Standesorganisationen der ärztlichen Selbstverwaltung sind. Dabei bedingt natürlich die Unabhängigkeit des Normengebers auch die Unabhängigkeit des Normenanwenders.[13]

3.2 Kosten des Qualitätsmanagements

Als ein ungünstiges Kosten-Nutzen-Verhältnis wenden Skeptiker gegen Initiativen zum Qualitätsmanagement ein. Praktiker des Qualitätsmanagements hingegen behaupten, wenn die Konzentration auf den Kosten liegt führt dies dazu, dass die Qualität sinkt. Und umgekehrt liegt die Konzentration auf der Qualität führt das zu sinkenden Kosten.[14] Der return on investment wird im Bereich industrielle Qualitätsmanagement für quality improvement teams auf circa 10:1 geschätzt. Dies bedeutet der gewonnene bzw. ersparte Betrag durch systematische Qualitätsverbesserung die dafür angewand-

---

[10] Vgl. Nüllen/ Noppeney, Lehrbuch Qualitätsmanagement in der Arztpraxis, 2006, S.29.

[11] Vgl. Nüllen/ Noopeney, Lehrbuch Qualitätsmanagement in der Arztpraxis,2006, S.29.

[12] Vgl. Grosser, Qualitätsmanagement, o.J.

[13] Vgl. Nüllen/ Noppeney, Lehrbuch Qualitätsmanagement in der Arztpraxis, 2006, S. 25.

[14] Vgl. Gerlach, Qualitätsförderung in der Praxis und Klinik, 2001, S. 71.

ten Kosten, um ungefähr das 10- fache übersteigt. Durch erste Erfahrungen im Gesundheitswesen wurden diese Ergebnisse bestätigt. Für ein gutes Qualitätsmanagementprogramm sind geschätzte 2,5 % der Betriebskosten erforderlich. Der Zusammenhang zwischen Kosten und Qualität ist nicht immer linear. Denn auch ohne Ausgaben ist die Qualität gesundheitlicher Versorgung gewährleistet. Zum Beispiel die Kostenfreie Versorgung im Rahmen von Selbsthilfe.[15]

3.3 Qualitätsbericht

Die jährliche Erstellung eines Qualitätsberichts, gehört zu den Aufgaben des Qualitätsmanagements, denn Krankenhäuser sind seit 2005 gesetzlich dazu verpflichtet, stets strukturierte Qualitätsberichte zu publizieren. Sie sollen vor allem der Auskunft von Versicherten und Patienten dienen.[16] Somit haben Krankenhäuser die Gelegenheit, Leistungen und Qualität abzubilden. Der Qualitätsbericht dient also nicht nur zur Information im Bereich der Krankenhausbehandlung, darüber hinaus kann er gleichzeitig ein Wettbewerbsinstrument für Krankenhäuser sein. Der Qualitätsbericht bringt einen Nutzen für die Qualitätsmanagement Dokumentation, die Information Dritter und für die eigene Betrachtung. Dadurch soll in Bezug auf Qualität, ein Überblick über die Leistungen, Ereignisse und Ergebnisse vom abgelaufenen Geschäftsjahr gegeben werden. Außerdem sollen im Qualitätsbericht die Absichten, Pläne und Ziele für die Zukunft aufgezeigt werden, die zu einer kontinuierlichen Verbesserung führen.[17] Vom Herausgeber können der Inhalt und die Form eines Qualitätsberichtes frei entschieden werden. Dabei wird grundsätzlich zwischen vertraulichen und öffentlichen Inhalten unterschieden. Für die Gliederung und Gestaltung eines Qualitätsberichtes sind keine Grenzen gesetzt, lediglich die Gebote der Objektivität sollen gewährleistet werden. Im Vordergrund sollte dabei die Informationsabsicht stehen. Die GQMG hat für die Gliederung und den Inhalt eines Qualitätsberichts Empfehlungen entworfen.[18]

3.4 Qualitätsbeauftragter

Der Qualitätsbeauftragte wird benötigt, um in einem Unternehmen ein Qualitätsmanagement System aufzubauen und zu bewahren. Der Qualitätsbeauftragte kontrolliert die Abläufe, die erforderlich sind für die Umsetzung der ISO-Norm. Außerdem dokumentiert und überwacht er die Verbesserungsmaßnahmen. Alle Fäden des QM in einem Unternehmen, laufen bei dem Qualitätsbeauftragten zusammen. Zu den Aufgaben eines Qualitätsbeauftragten zählen unteranderem, Dokumentationen abfertigen und pflegen, Unterstützung, Beratung und Motivation der Mitarbeiter. Die Planung und die Durchführung interner Audits, die Vorbereitung von Zertifizierungsverfahren der Audits. Außerdem die Informationsweitergabe an die Geschäftsleitung über den Stand des Qualitätsmanagements.[19] Der Qualitätsbeauftragte muss fortgebildet werden, um seine Aufgaben wahrnehmen zu können. Er muss nicht zwingend die Aufgaben selbstständig

---

[15] Vgl. Gerlach, Qualitätsförderung in der Praxis und Klinik, 2001, S. 77.

[16] Vgl. Gemeinsamer Bundesausschuss, Qualitätsbericht der Krankenhäuser, 2013.

[17] Vgl. Nüllen / Noppeney, Lehrbuch Qualitätsmanagement in der Arztpraxis, 2006, S. 29.

[18] Vgl. Nüllen / Noppeney, Lehrbuch Qualitätsmanagement in der Arztpraxis, 2006, S. 29.

[19] Vgl. Lauterbach, Gesundheitsökonomie, Qualitätsmanagement und Evidence- based Medicine, 2008, S. 69.

erledigen, sie können auf verschiedene Mitarbeiter aufgeteilt werden oder sogar extern zugeteilt werden. Der Qualitätsbeauftragte spielt eine wichtige Rolle im Betrieb, da seine Aufgaben mit Kontrolle zusammenhängen, er jedoch keine Führungskraft mit einer Weisungsbefugnis ist. Deshalb sollte der Beauftragte genug Zeit und Raum für die Ausführung seiner Tätigkeit erhalten, außerdem sollte er über folgende Kompetenzen verfügen: Kritik und Konfliktfähigkeit, Überzeugungskraft, Kommunikationsfähigkeit, Kooperationsbereitschaft sowie Leistungsbereitschaft, Durchsetzungsvermögen und Empathie.[20]

3.5 Einführung des Qualitätsmanagements

Mit Hilfe amerikanischer Berater, wurde Qualitätsmanagement erstmals in der japanischen Industrie eingeführt. Japanische Industrieprodukte waren in den 50er und 60er Jahren gleichbedeutend mit Billigwaren von schlechter Qualität. Um auf dem Weltmarkt konkurrenzfähig zu werden, waren die Japaner auf der Suche nach geeigneten Strategien. Dabei stießen sie auf die von amerikanischen Pionier Arbeiten der Qualitätsverbesserung wie Joseph Juran (1988) und W. Edwards Deming (1986). Diese haben nämlich schon in den 30er und 40er Jahren, Verfahrensweisen der statistischen Prozessregelung und Qualitätskontrolle ausgearbeitet und verwendet.[21] Durch das Prinzip der Verbesserung von Abläufen, folgten auf dem Weltmarkt Siegeszüge der japanischen Unterhaltungs-, Auto- und Elektronikindustrie. Nachdem reimportierte auch die amerikanischen Industriefirmen die angewendeten Qualitätsverbesserungskonzepte, damit erreichten sie eine deutliche Verbesserung der Qualität von amerikanischen Industrieprodukten. Schließlich gewann Qualität immer mehr an Bedeutung, als es in den 80er Jahren immer deutlicher wurde, dass in den USA die klassischen Methoden zur Sicherung der Qualität nicht ausreichten, um Qualität und Effizienzprobleme zu lösen, wurde das sogenannte National Demonstration Project entwickelt. Sie bildete einen Zusammenhang, in dem Firmen mit ihren Erfahrungen und Erfolgen im Qualitätsmanagement Patenschaften für Krankenhäuser übernahmen, damit sie die Krankenhäuser bei der Umsetzung der Qualitätsverbesserung unterstützen konnten. Durch diese Initiative wurde schließlich ein regelrechter Qualitätsmanagement-Boom ausgelöst, immer mehr Gesundheitsorganisationen und Krankenhäuser schlossen sich an.[22]

3.6 Entwicklungsphasen des Qualitätsmanagements

Phase 1: Qualitätskontrolle:

Wurde in der Industrie zur Sicherstellung möglichst fehlerfreier Produkte eingeführt. Es ging primär, um die Kontrolle der Qualität, damit gewährleistet werden konnte, dass Fehler noch bevor die Produkte ausgeliefert wurden, entdeckt werden konnten. Dabei wurde das Augenmerk auf die Fehlerkorrektur gesetzt.[23]

---

[20] Vgl. Grosser, QM Beauftragter, 2014.
[21] Vgl. Gerlach, Qualitätsförderung in Praxis und Klinik, 2001, S. 136.
[22] Vgl. Gerlach, Qualitätsförderung in Praxis und Klinik, 2001, S. 137.
[23] Vgl. Nüllen/ Noppeney, Lehrbuch Qualitätsmanagement in der Praxis, 2006, S. 31.

Phase 2: Qualitätssteuerung:

Durch diese Entwicklung wurde versucht, mehr Aufmerksamkeit auf den Prozess der Fertigung zulegen. Es wurde also nicht mehr nur darauf geachtet, die Fehler rechtzeitig zu erkennen, sondern die fehlerverursachenden Produktionsabläufe zu kontrollieren. Das Ziel dabei war, eine Standardisierung der Produktionsabläufe zu erreichen, ihre Verlässlichkeit zu steigern und die Variabilität zu reduzieren. Aus dieser Phase sind Methoden des QM wie Statische Prozesskontrolle und die Einflussanalyse hervorgegangen. Deshalb stellen sie immer noch einen wesentlichen methodischen Ansatz im Qualitätsmanagement dar. Denn durch die Anwendung von Methoden zur Prozessverbesserung und die Analyse von Prozessen entstand eine effektive Methode zur Nutzung der Effizienzsteigerungspotenziale und zur Einflussnahme auf die Produktionsprozesse.[24]

Phase 3: Qualitätsplanung:

In den 70er Jahren entwickelte sich die Einsicht, dass nach den Erwartungen und Bedürfnissen eine weitere Anforderung an die Produktion der Abnehmer erforderlich ist. Infolge dessen wurden Methoden zur Planung von Produktionsprozessen entwickelt.[25]

Phase 4: Qualitätsverbesserung:

Qualitätsverbesserung wurde parallel zur Qualitätssteuerung entwickelt, hier wird eine ständige Verbesserung der Leistung angestrebt. Zur Entwicklung von Methoden und Praxisgebäudes, haben diese Entwicklungsschritte geführt, das vereinheitlichend als Qualitätsmanagement bezeichnet wird. Die zuvor beschriebenen Entwicklungen, wurden nur geringfügig adaptiert und auf Gesundheitsorganisationen umgelegt.[26]

---

[24] Vgl. Nüllen/ Noppeney, Lehrbuch Qualitätsmanagement in der Praxis, 2006, S. 32.

[25] Vgl. Nüllen / Noppeney, Lehrbuch Qualitätsmanagement in der Praxis, 2006, S. 32.

[26] Vgl. Nüllen / Noppeney, Lehrbuch Qualitätsmanagement in der Praxis, 2006, S. 32.

4 Zertifizierung des Qualitätsmanagements

Leistungserbringer im Gesundheitswesen, sind gemäß § 135a nach dem SGB V dazu gesetzlich verpflichtet, sich einrichtungsintern ein Qualitätsmanagement zu importieren und an Maßnahmen zur Qualitätssicherung zu integrieren. Durch die hohen Anforderungen an die Qualität gewinnt die objektive Prüfung und Zertifizierung immer mehr an Bedeutung. Die Bewertungen gewährleisten, dass die kontrollierten Verfahren, Produkte, Systeme oder Dienstleistungen in ihrer Qualität zuverlässig sind und ihre Vorgaben der entsprechenden Richtlinien, Normen und Gesetze nachkommen. Grade im Bereich des Gesundheitswesens, wird von Patienten und dem Gesetzgeber ein großer Wert auf hohe Leistungsqualität gelegt. Die Zertifizierung bei Einrichtungen im Gesundheitswesen handelt, um die interne organisatorische Bewertung der Abläufe und der Prozesse, aber nicht um die Behandlung als solche.[27] Im Zentrum steht immer das Qualitätsmanagement. Der Ablauf einer Zertifizierung läuft wie folgt ab, zuerst erfolgt ein Aufbau eines Qualitätsmanagementsystems danach muss sich das Unternehmen bei einer akkreditierten Zertifizierungsgesellschaft für eine Zertifizierung anmelden, zum Beispiel nach dem KTQ Verfahren und ISO 9001. In der Regel erfolgt als Vorbereitung, ob alle notwenigen Kriterien erfüllt wurden, eine Selbstbewertung durch den Betrieb selbst. Durch einen externen Visitoren erfolgt schließlich ein Voraudit. Die Visitationen enthalten eine Auswertung die Dokumente, Besichtigungen, kollegiale Gespräche und Inspektionen. Nach einer Selbsteinschätzung und einer Fremdeinschätzung und gewissen übereinstimmenden Prüfkriterien wird das Zertifikat erteilt.[28]

4.1 Externe und Interne Audits

Audits dienen der Wahrnehmung von Verbesserungspotentialen. Es wird im Qualitätsmanagement zwischen internen und externen Audits unterschieden. Die internen Audits werden von den eigenen Mitarbeitern beziehungsweise von eigenen Beauftragten abgeschlossen. Externe Audits werden entweder im Bezug einer Zertifizierung oder durch eine Begutachtung eines beauftragten Externen arrangiert.[29] In der Praxis sind sich die Mitarbeiter oft über Schwachstellen bewusst, jedoch geht im Alltagsgeschäft die strukturierte Verbesserung unter. Es besteht außerdem die Gefahr, dass das Unternehmen betriebsblind wird und gewisse Dinge nicht mehr wahrgenommen werden. Deshalb ist es sinnvoll, relevante Prozesse des Unternehmens in Bezug auf die Planung, die Umsetzung, die Überprüfung und die Verbesserung innerhalb der internen Audits zu untersuchen. Daraus ergeben sich zwei Vorteile und zwar kann zum einen, durch einen internen Audit sehr wirksam auf die bedeutenden Prozesse geschaut werden.[30] Und zum anderen wird sich die Zeit genommen die bekannten Verbesserungspotentiale zu beurteilen und weitere Anstalten daraus zu beziehen. Externe Audits haben den Vorteil, dass die Sicht eines Außenstehendes ausgedrückt wird. Somit läuft das Krankenhaus nicht die Gefahr Dinge durch die Alltagsroutine zu übersehen. Deshalb müssen die Audits gut vorbereitet und arrangiert werden. Es ist zwar eine Prüfungssituation, dennoch sollte es einem Auditor gelingen eine Stimmung aufzubauen,

---

[27] Vgl. Grosser, Zertifizierung, 2014.

[28] Vgl. Grosser, Ablauf Zertifizierung, 2014.

[29] Vgl. Forum Verlag Gesundheitsmedien, Die Durchführung von Audits- Überprüfen Sie Ihr Qualitätsmanagementsystem, o.J.

[30] Vgl. Forum Verlag Gesundheitsmedien, Die Durchführung von Audits- Überprüfen Sie Ihr Qualitätsmanagementsystem, o.J.

in der im Mittelpunkt das Finden der Verbesserungspotentiale steht. Es benennen immer mehr Praxen Qualitätsbeauftragte, die sich für das Fortbestehen des QM kümmern.[31]

4.2 Kooperation für Transparenz und Qualität im Gesundheitswesen

Gemäß dem SGB V § 137, müssen Krankenhäuser eine Erbringung des internen Qualitätsmanagements nachweisen. Den Krankenhäusern bleibt es selbst überlassen, welches Verfahren sie dazu anwenden. Das KTQ-Verfahren ist ausgelegt auf die Anforderungen in Krankenhäusern, Praxen, Rehabilitationseinrichtungen, Hospize, ambulante und stationäre Pflegeeinrichtungen und Rettungsdienste. Das Ziel der KTQ-Zertifizierung ist eine Optimierung der Prozesse innerhalb der Patientenversorgung. Es ist ein freiwilliges Verfahren und wurde von Praktikern aus Krankenhäusern für Einsätze in Krankenhäusern hergestellt. 60 Prozent der Krankenhäuser nutzen laut der DRG-Research-Group bereits das KTQ-Verfahren, um sich zertifizieren zu lassen.[32] Es sind sechs Kategorien in den KTQ-Katalogen zur Qualitätssicherung zusammengestellt, die zur Zertifizierung der Einrichtungen im Gesundheitswesen abgefragt werden. Zu den Kategorien gehören Patientenorientierung, Mitarbeiterorientierung, Führung, Qualitätsmanagement, Sicherheit und Kommunikations- und Informationswesen. Damit ist eine Grundlage für eine nachvollziehbare und transparente Bewertung ermöglicht. Die Qualität von einzelnen Fachabteilungen in Krankenhäusern wird mittels KTQ bewertet und zertifiziert. Außerdem wird die komplette Leistung von der Vorbereitung eines stationären Aufenthaltes bis hin zu den Entlassungsmodalitäten eines Patienten bewertet. Es müssen zwei Schritte durchgeführt werden. Zunächst eine Selbstwertung des Krankenhauses, in dem das Krankenhaus ihr eigenes Qualitätsmanagement selbst bewertet. Es können KTQ- Trainingspartner als Unterstützung für diesen Schritt hinzugezogen werden. Die Ergebnisse sind Bestandteil für die Bewertung der KTQ- Zertifikatvergabe. Im zweiten Schritt wird eine Fremdbewertung durchgeführt. Nachdem sich das Krankenhaus freiwillig bei einer KTQ Zertifizierungsstelle angemeldet hat, besuchen Experten die selbst in leitenden Positionen der Berufsgruppen Ärzte, Verwaltung und Pflege im Gesundheitswesen tätig sind das Krankenhaus. Sie werden als sogenannte KTQ- Visitoren bezeichnet und kontrollieren stichprobenartig die Prozesse zur kontinuierlichen Verbesserung und das Qualitätsmanagement. Die Selbstbewertung des Krankenhauses wird von den KTQ-Visitoren durch Dialoge mit den Mitarbeitern hinterfragt. Erst nach diesen Ergebnissen, kann von den KTQ-Visitoren eine Empfehlung für die KTQ-Zertifkatsvergabe eines Krankenhauses vergeben werden. Die KTQ-GmbH trifft jedoch nach Prüfung des KTQ- Qualitätsberichtes die letzte Entscheidung, um ein Krankenhaus eine Frist von drei Jahren zu zertifizieren.[33]

---

[31] Vgl. Forum Verlag Gesundheitsmedien, Die Durchführung von Audits- Überprüfen Sie Ihr Qualitätsmanagementsystem, o.J.

[32] Vgl. Kooperation für Qualität und Transparenz im Gesundheitswesen, Änderung der Bewertung von Kernkriterien im Bereich Krankenhaus Katalog ab 2009, o.J.

[33] Vgl. Kooperation für Qualität und Transparenz im Gesundheitswesen, KTQ Visitoren, o.J.

4.3 ISO 9001

Die ISO 9001 ist eine internationale Qualitätsmanagement Norm. Sie ist die meist geläufige und bedeutsamste Norm im QM. Die Zertifizierung nach der ISO 9001 stellt eine Basis für einen kontinuierlichen Verbesserungsprozess des QMS dar, sie ist für Organisationen sowie Unternehmen aller Berufszweige und Größen möglich. Um die Anforderungen der Kunden und die Anforderungen der Dienstleistungsqualität beziehungsweise der Produktqualität nachzukommen, werden von der ISO 9001 Mindestanforderungen festgelegt, die vom Unternehmen durchzuführen sind. Zu den Qualitätsmanagement Grundsätzen der ISO 9001 zählen unteranderem, die kontinuierliche Verbesserung, die Kundenorientierung, ein sachbezogener Entscheidungsfortsatz und eine Verantwortlichkeit der Führung. Die Prozessorientierung ist ein bedeutsamer Grundsatz der ISO 9001. Da dadurch alle notwenigen betrieblichen Prozesse begleitet und auf den Prüfstand gestellt werden. So können selbst bei guten Betrieben Optimierungspotenziale enthüllt werden. Qualitätsmanagement ist ein verlässliches Instrument zur Verbesserung der Unternehmensleistung. Durch eine ISO 9001 Zertifizierung des QMS, kann das Potenzial des Qualitätsmanagements noch mehr erweitert werden.[34]

---

[34] Vgl. Din Zert, ISO 9001 Qualitätsmanagement, o.J.

5 Beispiel des Qualitätsmanagements im Krankenhaus XY in Musterstadt

Das Krankenhaus XY in Musterstadt ist ein xxxxxxxx Krankenhaus. Gegründet würde dies im Jahr xxx . Es gehört zu der Trägerschaft xxxx an und hat im Jahr 20XX eine Bettenanzahl von XXX Betten für Patienten gehabt. Da das Krankenhaus im Jahr 20XX XXXXX vollstationäre Hauptdiagnosen behandelt hat und XXXX ambulante Fälle nach ICD behandelt hat, gehört es im Bundesland XY zu den Grundversorgern, Regelversorgern, Maximalversorgern. Schwerpunkte des Krankenhauses ist die XXX Abteilung und die XXX Chirurgie. In diesen zwei Abteilungen finden jährlich die meisten Patienten Behandlungen statt. (...)

>> *(Krankenhaus weiter beschreiben)*

6 Risikomanagement

Zunächst ist zu klären, was genau ein Risiko ist und was unter dem Begriff Management verstanden wird:

Ein Risiko ist ein möglicher negativer Ausgang bei einer Unternehmung, mit dem Nachteile, Verlust und Schäden verbunden sind; mit einem Vorhaben, einem Unternehmen o. ä. verbundenes Wagnis.[35]

Unter dem Begriff Management versteht man Leitung, Führung eines Großunternehmens o.ä., die Planung, Grundsatzentscheidungen und Erteilung von Anweisungen erfasst.[36]

Das umfassende Risikomanagement ist ein unterstützendes Führungsinstrument, durch das die Unternehmensführung im Rahmen ihrer Hauptaufgaben die Gefahren erfassen und erkennen kann. Der Prozess aus Risikoidentifikation, Risikobewertung, Risikobewältigung sowie Risikoüberwachung, ist zentraler Bestandteil des operativen Risikomanagements.[37] Die Transparentmachung der Risiken und die Vermeidung bzw. Vorbeugung der Schäden stehen im Mittelpunkt.

Risikomanagement im Gesundheitswesen ist ein an Wichtigkeit zunehmendes Thema, da unter anderem aufgrund der Veränderungen der Altersstruktur und steigenden Erwartungen an das Gesundheitssystem auch die Krankenhäuser mit neuen Erwartungen und somit auch Herausforderungen konfrontiert werden. Um den Herausforderungen standhalten zu können, sollten Qualitäts-und Risikomanagement als einheitliches System betrachtet werden. Ein vorgestaltetes Risikomanagement ist eine wesentliche Voraussetzung für ein funktionierendes Qualitätsmanagement, denn bevor die Prozesse des Qualitätsmanagements eingesetzt werden, erfolgt die Risikoidentifikation.[38]

---

[35] Vgl. Online Duden, 2016
[36] Vgl. Online Duden, 2016
[37] Vgl. Brunner et al., 2009
[38] Vgl. Zenk et al., 2011, S.335

Bei dem Risikomanagement im Krankenhaus handelt es sich um eine Methode mit der Zielsetzung, Fehler oder Risiken der Patientenversorgung zu verhindern, um die Patientensicherheit zu erhöhen bzw. das Haftungsrisiko der Krankenhäuser zu minimieren. Hierbei analysiert das Risikomanagement Prozesse, Strukturen und Ergebnisse aus der Sicht tatsächlicher Schadensereignisse und dient somit der Identifizierung und Bewertung potenzieller Risiken und der Umsetzung risikopräventiver Maßnahmen. Zudem hat es zum Ziel, das Risikobewusstsein der Mitarbeiter zu stärken und sie für mögliche Gefahrenquellen zu sensibilisieren. Letztlich soll aus begangenen Fehlern gelernt werden um eine Wiederholung zu vermeiden. Dies führt unter anderem auch zu einer Erhöhung der Patientensicherheit.[39]

Das System des Risikomanagements setzt sich also zusammen aus der Gesamtheit aller organisatorischen Maßnahmen, die zur Erkennung, Analyse und Verhinderung von Risiken dienen.[40]

6.1 Risikomanagementprozess

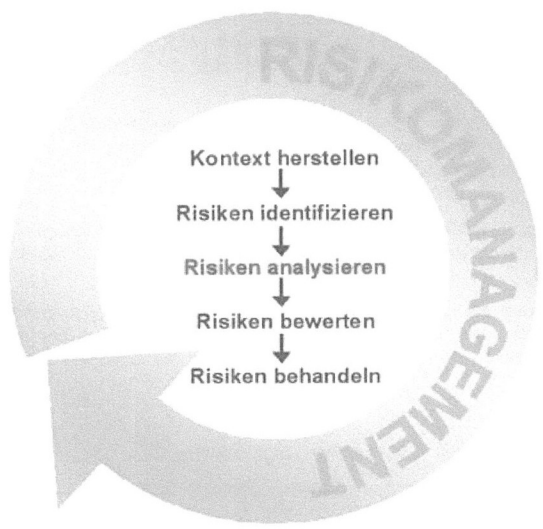

Abbildung 2: Risikomanagement
Quelle: BBK.

---

[39] Vgl. Hellmann/Ehrenbaum, 2015, S.18 ff.
[40] Vgl. Inworks, 2016

In der Abbildung wird das Risikomanagement in seinem Ablauf verdeutlicht. Für den Risikomanagementprozess existiert keine einheitliche Darstellungsform. Die Phasen und Teilschritte können unterschiedlich eingeteilt bzw. bezeichnet werden. Die meisten Risikomanagementprozesse gehen auf ein Grundschema zurück, die aus vier Phasen bestehen.

1. Risikoidentifikation
2. Risikobewertung
3. Risikosteuerung
4. Risikoüberwachung[41]

Der erste Schritt, die Risikoidentifikation beinhaltet eine ganzheitliche und detaillierte Bestandsaufnahme der relevanten Risiken. Somit können potenzielle sowie bestehende Risiken, welche das Unternehmen in ihrer Existenz oder Erreichung der Unternehmensziele gefährden frühzeitig erkannt werden.[42] Das Erkennen von Risiken unterstützen z.B. Frühwarnsysteme z.B. das Critical-Incident-Reporting-System (CIRS) oder strategische Analysen wie die PEST- und SWOT-Analyse.

Mit der Identifikation der Risiken wird eine Risikoanalyse veranlasst, um die Schwachstellen des fehlgeschlagenen Ablaufs genauer zu betrachten, damit im Anschluss das Risiko bewertet werden kann.

Die Risikobewertung zeigt auf inwiefern die Unternehmensziele durch die identifizierten Risikoereignisse gefährdet sind. Hierzu werden quantitative und qualitative Bewertungen vorgenommen, bei der die Schadenhöhe, die Eintrittswahrscheinlichkeit und der Risikowert ermittelt wird.

Mittels der Risikobewertung kann man dann innerhalb des Unternehmens (hier: Krankenhaus) Maßnahmen ergreifen, die dazu führen, dass das vorliegende Risiko minimiert bzw. eliminiert wird, um die Qualität der Leistungen des Unternehmens zu verbessern.

Im nächsten Schritt erfolgt die Risikosteuerung. Hier werden geeignete Strategien für die ermittelten und bewerteten Risiken definiert um daraus Maßnahmen zur Begegnung der Risiken abzuleiten.

Im Anschluss erfolgt die Risikoüberwachung. Der letzte Prozessschritt beinhaltet die laufende Kontrolle der Risiken und den laufenden Vergleich der Maßnahmenergebnisse mit den definierten Zielsetzungen, die Dokumentation der Kontrolle und die Berichterstattung.[43]

6.2 Klinisches Risikomanagement

In Krankenhäusern wird zwischen betriebswirtschaftlichem und klinischem Risikomanagement unterschieden. Mithilfe des betriebswirtschaftlichen Risikomanagements werden ökonomische Risiken extern und intern identifiziert.

Das klinische Risikomanagement ist auf konkrete klinische Bedürfnisse zugeschnitten, hierbei soll die Patientensicherheit in den Mittelpunkt gestellt werden, mit dem Ziel, in systematischer Form Risiken und Fehler der Patientenversorgung zu verhindern und

---

[41] Vgl. Schels/Seidel, 2016, S.282 ff.
[42] Vgl. Wiederkehr/Züger, 2010, S.18 ff.
[43] Vgl. Schels/Seidel, 2016, S.282 ff.

somit die Patientensicherheit zu erhöhen und die Haftungsrisiken des Krankenhauses zu minimieren.[44]

Das klinische Risikomanagement beruht auf den Fundamenten der medizinisch- klinischen Prozessbetrachtung und auf der Analyse und Bewertung der unterstützenden Prozesse.[45] Es zeichnet sich durch Bezugnahme auf spezielle medizinische Risiken, die nur im klinischen Bereich vorkommen, aus. Diese Risiken müssen unter Anweisungen der Führungsstruktur der Krankenhäuser kalkuliert, minimiert und wenn möglich ausgeschlossen werden.[46]

Hierbei sind die Aufgaben des klinischen Risikomanagements:

- Erfassung tatsächlicher Schadensereignisse
- Identifizierung und Bewertung potentieller Risiken
- Umsetzung risikopräventiver Maßnahmen
- Förderung des Risikobewusstseins bei Mitarbeitern
- Lernen aus begangenen Fehlern, um Wiederholungen zu vermeiden[47]

Das klinische Risikomanagement beinhaltet folgende Zielsetzungen:

- Schaffung von Transparenz für Risikofaktoren in Behandlungsprozessen
- Steigerung der Patientensicherheit durch präventive Maßnahmen
- Erhöhung der Wettbewerbsfähigkeit des Krankenhauses
- Erhöhung der Qualitätsstandards
- Reduktion von Haftpflichtschäden[48]

6.3 Gesetzliche Grundlagen zum Risikomanagement im Krankenhaus

Neue Regelungen im Patientenrechtegesetz vom 20. Februar 2013 machte es für Institutionen des Gesundheitswesens (Krankenhäuser und Arztpraxen) erforderlich, Risikomanagement- und Fehlermeldesysteme einzuführen.

Änderung des Fünften Buches Sozialgesetzbuch: Nach § 137 Absatz 1c wurde folgender Absatz 1d eingefügt:

„(1d) Der Gemeinsame Bundesausschuss bestimmt in seinen Richtlinien über die grundsätzlichen Anforderungen an ein einrichtungsinternes Qualitätsmanagement nach Absatz 1 Nummer 1 erstmalig bis zum 26. Februar 2014 wesentliche Maßnahmen zur Verbesserung der Patientensicherheit und legt insbesondere Mindeststandards für Risikomanagement- und Fehlermeldesysteme fest.

Über die Umsetzung von Risikomanagement- und Fehlermeldesystemen in Krankenhäusern ist in den Qualitätsberichten nach Absatz 3 Nummer 4 zu informieren.

Als Grundlage für die Vereinbarung von Vergütungszuschlägen nach § 17b Absatz 1 Satz 5 des Krankenhausfinanzierungsgesetzes bestimmt der Gemeinsame Bundesausschuss Anforderungen an einrichtungsübergreifende Fehlermeldesysteme, die in besonderem Maße geeignet erscheinen, Risiken und Fehlerquellen in der stationären

---

[44] Vgl. Lauterberg et al., 2012.
[45] Vgl. Clinical Consulting Warnecke, 2016.
[46] Vgl. Clinical Consulting Warnecke, 2016.
[47] Vgl. Kahla-Witzsch, 2014.
[48] Vgl. Gesellschaft für Risikoberatung, 2016.

Versorgung zu erkennen, auszuwerten und zur Vermeidung unerwünschter Ereignisse beizutragen." [49]

Zudem hat der gemeinsame Bundesausschuss (GBA) am 23. Januar 2014 Mindeststandards zum Aufbau von Risikomanagement- und Fehlermanagementsysteme beschlossen.

So hat der G-BA in den Qualitätsmanagement-Richtlinien zur vertragsärztlichen, vertragszahnärztlichen sowie stationären Versorgung nach umfassender Einbeziehung von Experten für das Risikomanagement eine

- Risikoanalyse, -bewertung, -bewältigung und -überwachung sowie
- Schulungen der Beteiligten

als Mindeststandards vorgegeben.

Fehlermeldesysteme sollen für die Mitarbeiter in Praxen und Kliniken zugänglich sein, sodass Meldungen bzw. Berichterstattungen freiwillig und anonym sanktionsfrei erfolgen können, damit daraus entsprechende Verbesserungen vorgenommen werden können. [50]

---

[49] Vgl. Pierre/Hofinger, 2014, S.351.
[50] Vgl. Gemeinsamer Bundesausschuss, 2014, www.g-ba.de.

7 Patientensicherheit

Im Gesundheitswesen werden Behandlungs- und Untersuchungsabläufe immer komplexer, infolge dessen werden um die Patientensicherheit zu gewährleisten, hohe Anforderungen an die Mitarbeiter in der Gesundheitsversorgung gestellt.

Unter Patientensicherheit versteht man, dass Patienten im Gesundheitssystem während einer medizinischen Intervention bzw. durch Diagnostik, Behandlung, Aufenthalt, keine vermeidbaren Schäden erleiden und keinerlei potenziellen Gesundheitsgefahren ausgesetzt sird. Eine hundertprozentige Patientensicherheit kann jedoch niemals gewährleistet oder erreicht werden.

Das Ziel ist die stete Verbessrung der Patientensicherheit, hierfür bedarf es eine positive und starke Sicherheitskultur. Die Sicherheitskultur im Gesundheitswesen hat zum Ziel, dass alle Organisationen z.B. Arztpraxen, Krankenhäuser, dauerhaft und auf allen Ebenen danach strebt, dass Patienten sowie die Mitarbeiter keine Schäden durch die Gesundheitsversorgung davontragen.

Dabei sind folgende Faktoren entscheidend:

1. Das Bewusstsein und Verständnis, dass die Medizin ein Arbeitsfeld mit hohen Risiken ist, besonders für Patienten
2. Das Mitarbeiter Fehler und Beinahe-Fehler, insbesondere Behandlungsschäden berichten könne, ohne Bestrafungen zu fürchten. Aus kritischen Ereignissen soll gelernt werden. Es existiert keine „blame and shame culture", sondern eine „just culture"
3. Zusammenarbeit über Hierarchien, sektoren- und fachdisziplinübergreifend, um Sicherheitslücken zu schließen
4. Die Bereitschaft der Organisation, Ressourcen wie z.B. Zeit und Geld, in die Optimierung und die Verbesserung der Sicherheit zu investieren[51]

Studien belegen, dass bei 5 bis 10 Prozent der Krankenhausbehandlungen unerwünschte Ereignisse vorkommen und hiervon 30 bis 50 Prozent vermeidbar sind. Solche Ereignisse und Beinahe-Schäden sind auf Organisations- und Kommunikationsdefizite zurückzuführen.[52]

Das Risikomanagement ist ein zentraler Bestandteil, um die Unternehmenssicherheit sowie die Patientensicherheit prozessorientiert kontinuierlich zu steuern und zu optimieren. CIRS spielt hier neben der empirischen Fundierung des organisationsinternen Risikomanagements zum Zweck der Planung, Umsetzung und Evaluation von Fehler- und Schadensvermeidung eine wichtige Rolle. Die Patientensicherheit ist ein wesentliches Qualitätsmerkmal im Behandlungsprozess und lässt sich mithilfe der Fehlermeldungen verbessern.[53]

---

[51] Vgl. Beyer et al., 2008, S.4.
[52] Vgl. Ärztekammer Berlin, 2008.
[53] Vgl. Lauterberg, 2006, Folie 3.

8 Beschwerdemanagement

Unter Beschwerdemanagement versteht man den systematischen Umgang mit Kundenbeschwerden (hier: Patientenbeschwerden).[54]

Sinn und Zweck der Beschwerdepolitik ist es die vom Krankenhaus angenommenen Beschwerden als Verbesserungschance zu sehen, die Patienten wieder zufrieden zu stellen, damit sie sich zukünftig wieder im selben Krankenhaus behandeln lassen.[55] Außerdem dient es dazu, die Beziehung zwischen Arzt und Patient bzw. Krankenhaus und Patient zu optimieren.

Alle Maßnahmen des Beschwerdemanagements unterliegen der unternehmerischen Planung, Durchführung und Kontrolle.[56] Die Beschwerde wird an dieser Stelle in einen Kontext gebracht, identifiziert, analysiert und bewertet. Danach wird eine Lösung vorgeschlagen. Mittels einer detaillierten Konfliktlösung wird dann darauf hingearbeitet, den Patienten zufriedenzustellen. Dies hat zum Ergebnis, dass das Krankenhaus sein Image durch Qualitätssteigerung verbessert.[57]

Damit trägt das Beschwerdemanagement dazu bei, abteilungsübergreifende Probleme zu identifizieren und potenzielle Risiken zu minimieren oder zu eliminieren. Ferner prägt Beschwerdemanagement die Kundenorientierung aus, verschafft Einblicke aus Patientensicht und dient zur Verbesserung der Versorgung, was sich wiederum qualitativ positiv auf das Krankenhaus auswirkt.[58]

---

[54] Vgl. Gabler Wirtschaftslexikon, 2016.
[55] Vgl. Haas et al., 2007, S.15.
[56] Vgl. Gouthier et al., 2006, S.481.
[57] Vgl. Haas et al., 2007, S.15
[58] Vgl. Inworks, 2016.

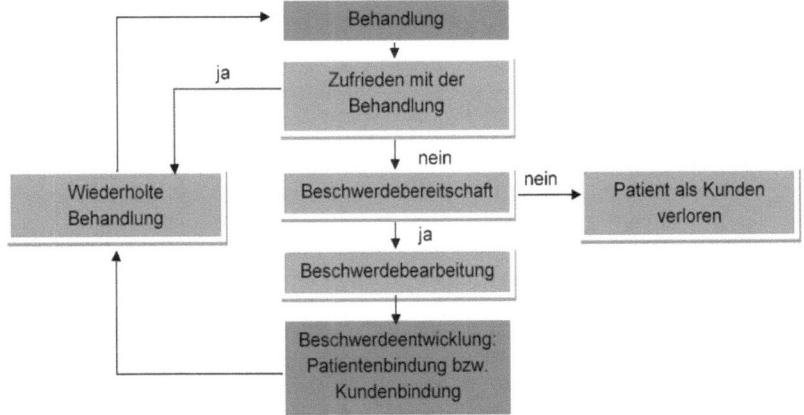

Abbildung 3: Beschwerdemanagement: Patientenbindungsprogramm Quelle: Haas B., Torschke B.: Beschwerdemanagement 2007, S. 23.

Die Grafik verdeutlicht das Beschwerdemanagement und seine Effekte:
Nach einer Behandlung erfolgt eine Bewertung der Behandlung durch den Patienten.
Fällt diese positiv aus, ist die Wahrscheinlichkeit hoch, dass sich der Patient noch einmal in dieser Klinik behandeln lassen würde. Fällt jedoch die Bewertung negativ aus und es wird keine Rückmeldung gegeben, auf die das Krankenhaus reagieren kann, ist zu erwarten, dass der Patient bei erneutem Behandlungsbedarf ein anderes Krankenhaus auswählt.
Man könnte also sagen: Wenn man sich nicht beschwert, weil man glaubt, durch Kritik Nachteile als Patient zu erfahren, dann passiert auch nichts zu Lasten des Patienten und des Krankenhauses. Wenn jedoch die Behandlung negativ bewertet wird und eine Beschwerde eingereicht wird, kann dafür Sorge getragen werden, dass dieser Fehler nicht noch einmal unterläuft, bzw. das Risiko, dass dieser Fall wiederholt eintritt, minimiert wird. In diesem Fall ist es wahrscheinlich, dass der Patient sich bei Bedarf noch einmal im selben Krankenhaus behandeln lässt.
Es ist es wichtig, dass man als Kunde (Patient) eine Rückmeldung gibt, damit das Unternehmen (Krankenhaus) an potentiellen Schwachstellen arbeiten kann.
Es ist also eine win-win Situation: Der Patient erhält gegebenenfalls als Ergebnis einer positiv aufgenommenen und konstruktiv umgesetzten Beschwerde – letztendlich eine Behandlung, mit der er zufrieden ist und das Krankenhaus erhält durch positive Rückmeldung ein gutes Image.

Insgesamt führt die stetige Verbesserung von Prozessen im Management von Beschwerden zu einer deutlichen Qualitätssteigerung.[59]

---

[59] Vgl. Blobel/ Koeppe, 2016, S.70ff.

9 CIRS – Critical Incident Reporting System

Der Mangel an Fachkräften[60], Probleme in der Kommunikation und Organisation, eine hohe und immer weiter ansteigende Arbeitsbelastung im Versorgungsablauf der Patienten führt zu Fehlern im Versorgungsablauf.[61]

Fehlerhafte Analysen aufgetretener Fehler, die häufig in einer Suche nach dem Sündenbock münden, statt dass nach einem den Fehlern oft zugrundeliegenden eigentlichen Problemen gesucht wird, haben nicht selten zur Folge, dass entstandene Fehler verschwiegen werden, was verheerende Folgen nach sich ziehen kann.[62]

Ein Critical Incident Reporting System kurz CIRS, ist ein Berichts- und Lernsystem zur anonymen Meldung von kritischen Ereignissen oder auch Beinahe-Fehlern in Einrichtungen des Gesundheitswesens.[63]

Aus Gründen der Patientensicherheit und des Images von Kliniken wurde das CIRS entwickelt, um durch ein anonymes Meldeverfahren innerhalb des Krankenhauses Informationen über fehlerhafte Abläufe zu registrieren, ihren Kontext zu ermitteln, die Fehlerquelle zu identifizieren, anschließend zu analysieren, zu bewerten und zum Schluss den Fehler zu beheben bzw. Maßnahmen zu entwickeln, um solche Fehler in Zukunft zu vermeiden.[64]

Um seinen Zweck zu erfüllen, setzt das CIRS ein exaktes und wahrheitsgemäßes Reporting der Fehler voraus.

Im der folgenden Abbildung wird der Ablauf eines CIRS durch aufeinanderfolgenden Schritte in einem Kreislauf verdeutlicht.

---

[60] Vgl. Focus online, 2013.

[61] Vgl. Hibbeler, 2011, S.17.

[62] Vgl. Brenner, 2007.

[63] Vgl. Bundesärztekammer/Kassenärztliche Bundesvereinigung, www.cirsmedical.de, 2017.

[64] Vgl. Staender, 2014.

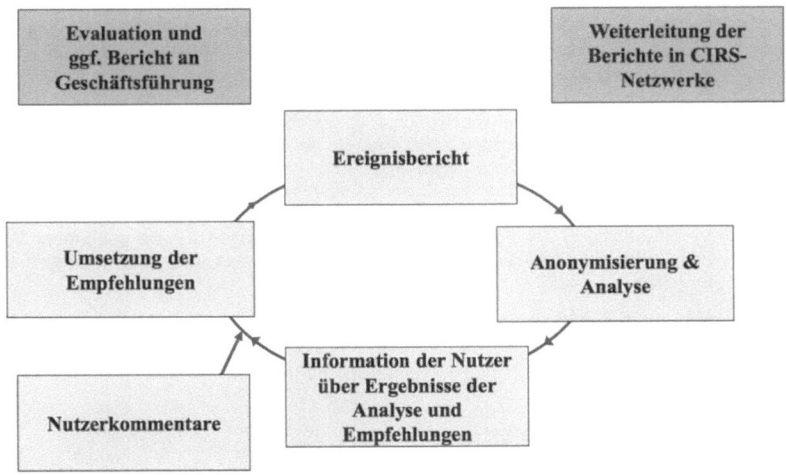

Abbildung 4: Ablauf eines CIRS

Quelle: Gunkel et al.: CIRS – Lernen durch Berichts- und Lernsysteme 2013, S. 14.

9.1 Formen von CIRS

Im vorliegenden Gliederungspunkt wird das „Critical Incident Reporting System"
hinsichtlich seiner internen Form und zum anderem seiner externen Form differenziert.

9.1.1 Interne Formen des CIRS

Bei der internen bzw. lokalen Form des CIRS handelt es sich um ein Berichtssystem,
welches ausschließlich innerhalb der Institution in einer Abteilung oder einer Klinik ge-
nutzt wird. Ein Klinikmitarbeiter berichtet anonym sicherheitsrelevante Ereignisse im
CIRS. Der anonymisierte Bericht wird analysiert. Bei der Auswertung wird das Ereignis
hinsichtlich der Ereignisentstehung untersucht. Die gewonnenen Informationen werden
an den Nutzerkreis ausgetragen sowie Vermeidungs- und Verbesserungsstrategien
erarbeitet. Infolgedessen werden dies als Präventionsmaßnahmen in der Institution
bzw. Krankenhaus etabliert und umgesetzt. In definierten zeitlichen Abständen werden
die umgesetzten Maßnahmen auf Wirksamkeit überprüft.
Vorteile des internen CIRS sind zu einen das konkrete Berichtsanalysen zu den indivi-
duellen Gegebenheiten der Institution vorgenommen werden können und zum anderen
die Mitarbeiter bei der Umsetzung von Präventionsmaßnahmen mit eingebunden wer-

den.[65]

9.1.2 Externe Form des CIRS

Bei der externen bzw. institutionsübergreifenden Form des CIRS handelt es sich um das webbasierte CIRS, welches sich außerhalb der Institution (Krankenhaus) befindet. Es besteht ein uneingeschränkter und/oder definierter Nutzerkreis.

In diesem Fall werden die Berichte von einer im Gesundheitswesen tätigen Person unter Angabe bestimmter Daten anonym an eine Internetplattform, wie zum Beispiel www.cirsmedical.de weitergegeben.
Dort werden die Berichte von Experten verarbeitet und analysiert. Das Ergebnis dieses Verfahrens wird dann im externen CIRS bzw. auf der Plattform veröffentlicht. Durch die Veröffentlichung der Fallberichte sowie Empfehlungen für die zukünftige Vermeidung der Ereignisse, institutionsübergreifendes, regionales und überregionales Lernen ermöglicht.

Man kann sagen, dass solche Plattformen eine gegenseitige Hilfestellung geben, um die Qualität der Prozesse in Krankenhäusern und der Patientenversorgung zu sichern und zu optimieren.[66]

9.2   4-Schritt-Methode

Die 4-Schritt-Methode wird angewendet um die Frage: „Wie kann CIRS im Krankenhaus eingeführt werden?" zu beantworten.
Die Methode beinhaltet vier Schritte, anhand derer die Einführung systematisch erfolgen kann:

1. Die Entscheidungsphase
2. Die CIRS-Vorbereitung
3. Die CIRS-Planung
4. Die CIRS-Umsetzung

Im Zuge initialer Überlegungen zur Entscheidung über die Einführung des CIR-Systems werden die Vor- und Nachteile des Systems gegeneinander abgewogen. Danach wird darüber entschieden, ob das System in das Krankenhaus eingeführt werden soll oder nicht.

Das CIRS wird zunächst in der Unternehmensführung eingeführt und wird dann an die unteren Ebenen weitergegeben bzw. in den unteren Ebenen eingeführt (Top-down Prinzip).[67] [68]

Als zweiter Schritt erfolgt die Vorbereitung. Bei der Vorbereitung werden die Ziele von CIRS im betreffenden Krankenhaus klar definiert und im Auftrag des Risikomanagers ausgeführt. Der Risikomanager ist dann verantwortlich für die Umsetzung und Einführung des CIR-Systems.[69] In dieser Phase muss der Nutzen des Systems den Mitarbei-

---

[65] Vgl. Gunkel et al., 2013, S. 6f.

[66] Vgl. Gunkel et al., 2013, S. 6ff.

[67] Vgl. Cartes, 2007, Folie 9.

[68] Vgl. Aktionsbündnis Patientensicherheit, 2009, Folie 2ff.

[69] Vgl. Cartes, 2007, Folie 10.

tern bewusst gemacht werden, sodass auf Ereignisse erkennbare Reaktionen folgen und Maßnahmen umgesetzt werden können.[70]

Der nächste Schritt ist die Planungsphase. Bei der Planung werden Rahmenbedingungen zur Etablierung und Implementierung von CIRS ausgearbeitet.

Es werden Meldebögen erstellt und eine spezielle Software auf den Rechnern des Krankenhauses installiert, damit dort die anonyme Berichterstattung erfolgen kann.[71]

Als letzter Schritt erfolgt die Umsetzung. Dabei wird zunächst das ausgearbeitete Konzept in maximal zwei Bereichen des Krankenhauses eingeführt, um zu beobachten, wie sich der Umgang mit dem CIR-System gestaltet. In Folge werden Schwächen in der Anwendung des Systems ausgebessert. Danach erfolgt die Einführung des Systems stufenweise.[72]

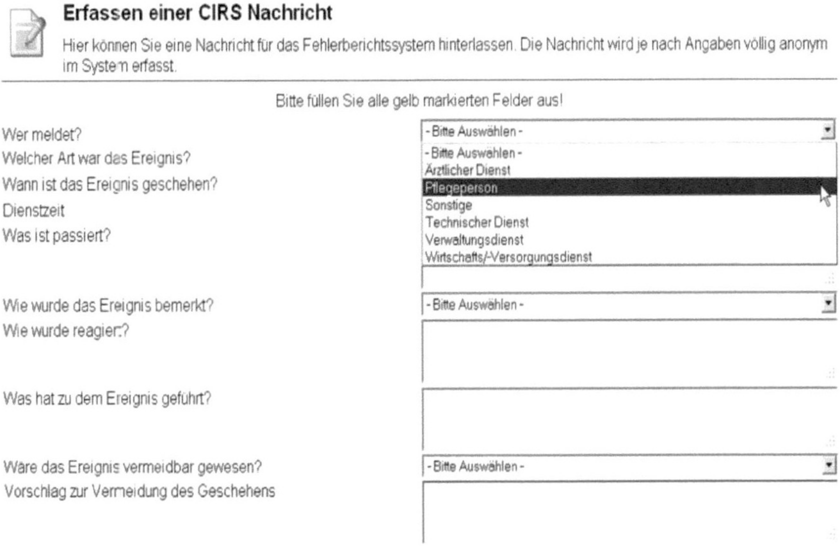

Erfassen einer CIRS Nachricht

Hier können Sie eine Nachricht für das Fehlerberichtssystem hinterlassen. Die Nachricht wird je nach Angaben völlig anonym im System erfasst.

Bitte füllen Sie alle gelb markierten Felder aus!

Wer meldet? — Bitte Auswählen —
Welcher Art war das Ereignis? — Bitte Auswählen — / Ärztlicher Dienst / Pflegeperson / Sonstige / Technischer Dienst / Verwaltungsdienst / Wirtschafts/-Versorgungsdienst
Wann ist das Ereignis geschehen?
Dienstzeit
Was ist passiert?

Wie wurde das Ereignis bemerkt? — Bitte Auswählen —
Wie wurde reagiert?

Was hat zu dem Ereignis geführt?

Wäre das Ereignis vermeidbar gewesen? — Bitte Auswählen —
Vorschlag zur Vermeidung des Geschehens

Abbildung 5: Erfassen einer CIRS Nachricht
Quelle: Ontiv-Managementsystem

---

[70] Vgl. Herold et al., 2012, S.23.
[71] Vgl. Cartes, 2007, Folie 12
[72] Vgl. Cartes, 2007, Folie 21

CIRS-Meldungen

Hier finden Sie einen Überblick über alle eingerichteten CIRS-Meldungen.
Dem Bearbeitungsstatus und weitere Details können Sie mit einem Klick auf das Symbol bzw mit einem Doppelklick auf die Meldung anzeigen lassen.
Wir danken Ihnen für Ihre Unterstützung und freuen uns über eine weitere aktive Teilnahme.

ID	Was ist passiert	Status	Erstellt am ▾	Wer Meldet	Welche Art von Ereignis	Ereignis passiert von	
Filter	Filter	Filter	Filter	Filter	Filter	Filter	⊗
114	Notfall-Patient...	Gemeldet	15.03.2012 13:38	Ärztlicher Dienst	Sonstige	14.00 - 22.00 Uhr	
113	Monitor- Problem...	Gemeldet	13.03.2012 11:35	Sonstige	Medizintechnik/technische Geräte	22.00 - 6.00 Uhr	
112	OP-Problem ...	Gemeldet	12.03.2012 18:33	Sonstige	Sonstige	6.00 – 14.00 Uhr	
111	Blutabnahme ...	Gemeldet	11.03.2012 23:09	Pflegeperson	Sonstige	6.00 - 14.00 Uhr	
110	Diensttelefon...	Gemeldet	11.03.2012 13:41	Sonstige	Medizintechnik/technische Geräte	6.00 – 14.00 Uhr	
109	Monitor...	Gemeldet	11.03.2012 09:57	Sonstige	Pflegerische Verrichtung	14.00 - 22.00 Uhr	
108	Hoch aggressive Patientin....	Gemeldet	10.03.2012 16:35	Sonstige	Pflegerische Verrichtung	14.00 - 22.00 Uhr	
107	Der OP...	Gemeldet	09.03.2012 09:30	Ärztlicher Dienst	Hygiene	6.00 – 14.00 Uhr	
106	Ein Patient mit sehr schlechten ...	Gemeldet	06.03.2012 06:31	Pflegeperson	Sonstige	22.00 - 6.00 Uhr	
105	Checkliste...	Gemeldet	04.03.2012 01:39	Pflegeperson	Sonstige	22.00 - 6.00 Uhr	
104	Aggressiver Patient...	Gemeldet	02.03.2012 22:25	Ärztlicher Dienst	Sonstige	22.00 - 6.00 Uhr	
103	Blutabnahme ...	Gemeldet	02.03.2012 10:15	Sonstige	Pflegerische Verrichtung	6.00 - 14.00 Uhr	
102	OP...	Gemeldet	01.03.2012 09:56	Sonstige	Hygiene	14.00 - 22.00 Uhr	
101	Station...	Gemeldet	01.03.2012 09:50	Pflegeperson	Sonstige	22.00 - 6.00 Uhr	
100	Patient von extern...	Gemeldet	01.03.2012 03:58	Pflegeperson	Pflegerische Verrichtung	6.00 – 14.00 Uhr	

Abbildung 6: CIRS-Meldungen
Quelle: Ontiv-Managementsystem

26

Die Abbildungen 6 und 7 sind Beispiele aus einer Software, die für CIRS entwickelt wurde.
Abbildung 6 stellt ein Formular zum Erfassen einer Nachricht bzw. eines anonymen Berichts über ein erkanntes Risiko dar.
Abbildung 7 beinhaltet eine Sammlung von Berichten.
Mithilfe dieser Datensammlung können potenzielle Risiken zukünftig vermieden werden. Das System gilt zu einem der Früherkennung von Risiken und zu anderem erfüllt es den Zweck, auch aus Fehlern anderer zu lernen.

9.3 Vor-und Nachteile von CIRS

Vorteile:

- Berichterstattung mit Zeitverlauf
- Berichterstattung aus verschiedenen Perspektiven
- Prävention
- Erhöhung der Patientensicherheit und Patientenzufriedenheit
- Aufdeckung von Fehlern oder beinahe Fehlern
- Verbesserte Kontrolle der Abläufe
- Qualitätssteigerung
- Austausch von Lösungen und Feedback von außen
- Überzeitliche und überörtliche Anwendung
- Expertengestützt
- Beteiligung der Mitarbeiter[73]

Nachteile:

- Informationsdefizite im Bericht und schlechte Messmethode
- Großer Zeitaufwand
- Durch die Anonymisierung können schwer Rückschlüsse gezogen werden
- Fehlern oder Beinahe-Fehler werden nicht berichtet
- Der kritische Zwischenfall könnte als Folge unzureichender Informationsgabe falsch verarbeitet werden und zu erneuten Fehlern führen
- Das Ausfüllen der Formulare ist freiwillig und erfolgt daher nicht immer[74]

---

[73] Vgl. Lauterberg, 2006 Folie 9
[74] Vgl. Lauterberg, 2006 Folie 9

10 Fazit

Qualitätsmanagement und Risikomanagement im Krankenhaus stehen im engen und effektivem Austausch. Das Qualitätsmanagement im Gesundheitswesen hat das Ziel eine Verbesserung der Prozesse und Abläufe in medizinischen Einrichtungen zu schaffen. Laut § 135 a SGB V sind Krankenhäuser verpflichtet, eine Qualitätssicherung und eine Einführung sowie eine Weiterentwicklung eines Qualitätsmanagement zu leisten. Somit bildet das Qualitätsmanagement für viele Krankenhäuser in Deutschland große Vorteile, die Zuweiser werden beeindruckt, die Attraktivität für neue Marktmöglichkeiten wird erhöht, ebenso wie die Nachfrage. Allerdings muss im Qualitätsmanagement das Zertifizierungsverfahren kritisch betrachtet werden. Denn nur die externen Audits, werden von externen, ausstehenden Auditoren bewertet. Interne Audits erfolgen durch eine Selbstbewertung und da kann natürlich oft zugunsten der Einrichtung bewertet werden. Außerdem macht das teure Zertifizierungsverfahren es kleineren Einrichtungen die noch nicht über genügend finanzielle Mittel aber guter Qualität verfügen, schwerer im Wettbewerb mitzuhalten. Da so eine Zertifizierung natürlich bei vielen Patienten gleichstehend für die beste Qualität und Behandlung steht und sie sich lieber in einem zertifizierten Krankenhaus behandeln lassen.

Der Fokus des Qualitätsmanagements liegt auf Prozesse und Strukturen, definiert Standards und legt Verantwortlichkeiten fest. Das Risikomanagement umfasst im Wesentlichen eine zukunftsorientierte Analyse potenzieller Fehler bzw. sicherheitsrelevanter Ereignisse. Mit der Implementierung eines Risikomanagementsystems können bereits bestehende Qualitätsmanagementsysteme ergänzt werden. Da beide Bereiche oft dieselbe Thematik unter unterschiedlichen Standpunkten bearbeiten, lassen sich die daraus resultierenden Synergieeffekte nutzen.

Des Weiteren können durch die Implementierung eines Qualitäts- und Risikomanagements können die Kernziele, patientenorientierte Leistungssteigerung und Kostensenkung, erreicht und die Abläufe der Prozesse im Krankenhaus transparent dargestellt werden. Im Vergleich zum Qualitätsmanagement ist der Begriff des Risikomanagements im Krankenhaus noch relativ neu. Allerdings sind die Anforderungen an ein klinisches Risikomanagement und dessen Notwendigkeit sowie Nutzen gestiegen.

Der Aspekt der Patientensicherheit in Verbindung mit dem Risikomanagement gewinnt zunehmend an Bedeutung.

Es ist wichtig für die Krankenhäuser, aber auch für andere gesundheitsbezogene Einrichtungen, den Patienten als Kunden zu verstehen. Gemäß dem Sprichwort ,,Der Kunde ist König'' sollten Krankenhäuser ihre Patienten behandeln. Dies liegt nicht nur im Interesse der Gesundheit der Patienten, sondern auch im Eigeninteresse des jeweiligen Krankenhauses, das auf ein gutes Image bedacht sein sollte. Es dient nicht nur der Patientensicherheit und dem Image des Hauses, sondern trägt ebenso zur Arbeitssicherheit und Verbesserung der Kommunikation zwischen den Verschiedenen Beschäftigungsebenen im Krankenhaus bei.

Wenn ein Patient schlecht behandelt wird und nichts gegen die Ursache unternommen wird, ist die Wahrscheinlichkeit hoch, dass der Patient nicht wieder das Angebot dieses medizinischen Dienstleisters in Anspruch nimmt. Mit gewisser Wahrscheinlichkeit schadet er sogar dem Ansehen des Krankenhauses indem er durch Mundpropaganda seine schlechten Erfahrungen mit der erbrachten Leistung im Krankenhaus an andere potenzielle Patienten weitergibt.

An dieser Stelle ist es wichtig, mithilfe des Beschwerdemanagements dem entgegen zu wirken. Die Krankenhäuser sollten Patienten anbieten und ermutigen, sich ggf. zu beschweren, damit die Krankenhäuser eine Chance bekommen, an den nun bekannten Schwachstellen zu arbeiten. Das Qualitätsmanagement möchte beispielsweise mit einem gezielten Beschwerdemanagement die Patientenzufriedenheit sicherstellen. Das Risikomanagement zieht aus der Auswertung der eingegangenen Beschwerden relevante Informationen für Schwachstellen in der Sicherheit.

Je mehr Informationen vorhanden sind, desto mehr besteht die Möglichkeit gegen potenzielle Risiken zu handeln. Hier ist das CIRS positiv zu bewerten. Mittels der Datensammlung des Systems können Risiken bzw. Fehler ausgearbeitet und eine präventive Fehlerprophylaxe vorgenommen werden.

Abbildungsverzeichnis

Abbildung 1: Anzahl der Krankenhäuser in Deutschland in den Jahren 2000 bis 2012 6

Abbildung 3: Risikomanagement 15

Abbildung 4: Beschwerdemanagement: Patientenbindungsprogramm Quelle: Haas B., Torschke B.: Beschwerdemanagement 2007, S. 23. 21

Abbildung 5: Ablauf eines CIRS 23

Abbildung 6: Erfassen einer CIRS Nachricht 25

Abbildung 7: CIRS-Meldungen 26

Abkürzungsverzeichnis

bzw.	beziehungsweise
RFH	Rheinische Fachhochschule
s.	siehe
SGB V	Sozialgesetzbuch Fünftes Buch
z.B.	Zum Beispiel
u.a.	unter anderem

Quellenverzeichnis

Aktionsbündnis (2009): CIRS – TIPPS für Anfänger Folie 2f. Patientensicherheit, Zugriff am 20.02.2017

BKK (2014): Risikomanagement, http://www.bbk.bund.de/DE/AufgabenundAusstattung/Risikom anagement/risikomanag ement_node.html, Zugriff am 08.03.3017

Beyer, M., Brandt, S., Burde, R. (2008): Kassenärztliche Bundesvereinigung, Handbuch Qualitätszirkel, 2. Auflage, 2008

Bernd, B., Koeppe, D. (2016): Datenschutz und Datensicherheit im Gesundheits- und Sozialwesen, 4. Überarbeitete und erweiterte Auflage 2016

Brenner, H., (2007): Planet Wissen, Fehlermanagement im Krankenhaus, http://www.planetwissen.de/alltag_gesundheit/medizin/kranken haus/fehlermanagement _im_krankenhaus.jsp, Zugriff am 09.02.2017

Brunner A., Luthiger J., (2009): Coporate Risk Management-KMU nachhaltig sichern durch operatives Risikomanagement, http://www.kmu- maga-zin.ch/pdf/4e33ae7028ad505a9d8ed2afe0b67016/KMU_0409/ 10- 15_Corporate_Risk.pdf, Zugriff am 05.02.2017

Cartes, M.I., (2007): MHH, Veröffentlichungen: 4-Schritt-Methode zur Einführung von CIRS, Folie 9, Folie 10, Folie 12, Folie 21, Zugriff am 06.03.2017

Critical Consulting (2014): Klinisches Risikomanagement, http://www.qrm- consul-ting.de/klinisches-risikomanagement.html, Zugriff am 02.02.2017

Der Standard (2009): Rubrik Gesundheit-Leben-Arzt und Patient, Was ist CIRS? http://derstandard.at/1242315915917/Wissen-Was-ist-CIRS, Zugriff am 21.02.2017

Destatis (2016)   Stationäre Krankenhauskosten 2012 auf 4 060 Euro je Be-
                          handlungsfall gestiegen, verfügbar unter:
                          https://www.destatis.de/DE/ZahlenFakten/GesellschaftStaat/G
                          esund-
                          heit/Krankenhaeuser/Aktuell.html;jsessionid=726DA164325825
                          5055293FB802CE907D.cae2

Din Zert (2016)   Din Zert, ISO 9001 Qualitätsmanagement, verfügbar unter:
                          http://www.din-zertifizierung.de/iso-9001, Zugriff am
                          22.02.2017

Deutsches   Ärzte und Pflegekräfte: ein chronischer Konflikt, Birgit Hibbe-
Ärzteblatt (2011):   ler,Heft Nr.41 Seite 17, 108(41): A-2138 / B-1814 / C-1794)

Deutsches Kran-   Klinisches Risikomanagement im Krankenhaus, Lauterberg J.,
kenhaus Institut   https://www.dki.de/unsere- leistun-
(2012):   gen/forschung/projekte/klinisches-risikomanagement-im-
                          krankenhaus, Zugriff am 21.01.2017

Deutsche Kran-   Roland Berger-Studie, Ökonomischer Druck auf deutschen
kenhausgesell-   Krankenhäuser bleibt hoch-
schaft (2016):   http://www.dkgev.de/media/file/24096.Anlage_1_Krankenhaus-
                          Restrukturierungsstudie_2016.pdf, Zugriff am 05.05.2017

Doc Check Flexi-   Krankenakte, http://flexikon.doccheck.com/de/Krankenakte,
con (2017):   Zugriff am 02.02.2017

Ehrenbaum, K.,   Umfassendes Risikomanagement im Krankenhaus: Risiken
Hellmann, W.,   beherrschen und Chancen erkennen, Medizinisch Wissen-
(2011):   schaftliche Verlagsgesellschaft Berlin

Focus Online   Fachkräftemangel trifft auch Kliniken – Familienbewusstsein
(2013):   steigt, http://www.focus.de/regional/hessen/krankenhaeuser-
                          fachkraeftemangel-trifft- auch-kliniken-familienbewusstsein-
                          waechst_aid_982941.html, Zugriff am 02.01.2017

Forum Verlag Ge-   Die Durchführung von Audits – Überprüfen Sie Ihr Qualitäts-
sundheitsmedien   managementsystem, verfügbar unter:
                          http://www.gesundheitsmedien.de/news/medizin/die-
                          durchfuehrung-von-audits-ueberpruefen-sie-ihr-
                          qualitaetsmanagementsystem.html

Gabler Wirt-   Beschwerdemanagement,
schaftslexikon   http://wirtschaftslexikon.gabler.de/Definition/beschwerdemanag
Definition und   ement.html, Zugriff am 03.03.2017
Kurzerklärung
(2017)

Gerlach, F.M. (2001): Qualitätsförderung in Praxis und Klinik, AUFL., Wiesbaden

Gemeinsamer Bundesaus- schuss (2013) Qualitätsbericht der Krankenhäuser,

Gesundheitsbe- richtserstattung des Bundes (2017) Krankenhäuser, verfügbar unter http://www.gbe- bund.de/gbe10/abrechnung.prc_abr_test_logon?p_uid=gastg& p_aid=&p_knoten=FID&p_sprache=D&p_suchstring=8705::All gemeine%20Krankenh%E4user

Grosser, H., (2014): Qualitätsmanagement, verfügbar unter: http://www.iso9001.info/de/qualitaetsmanagement/qm- beauftragter/, Zugriff am 06.02.2017

GRB Gesellschaft für Risiko- Beratung (2014): Klinisches Risikomanagement, http://www.grb.de/beratungsleistungen/organisationsentwicklun g/klinisches- risikomanagement/, Zugriff am 05.03.2017

Gouthier, M., (2006): Grundlagen des CRM – Konzepte und Gestalung, Gouthier, Matthias H.J. Neukundenmanagement, Hippner Hajo/Wilde, Klaus D., Wiesbaden (Gabler), 2. Auflage 2006, S. 481

Haas, B., Torsch- ke, B., (2007): Neukundenmanagement, Beschwerdemanagement, GABAL Verlag GmbH, S.15

Herhold A., Rohe J., Vegten A., (2012): Criticall Incident Reporting Systeme (CIRS): Planen und erfolg- reich starten, 2012, http://www.dkgev.de/media/file/11216.Herold_Rohe_vanVegte n_23.02.2012_CIRS_planen_und_erfolgreich_starten.pdf

Hort, D., Mattern H., Trent M., Lau- terberg J., (2009): Risiken verringern, Sicherheit steigern; Deutscher Ärzteverlag GmbH, S.14

Inworks (2016):   Risikomanagement im Krankenhaus,
http://www.Inworks.de/themen/risikomanagement-im-
krankenhaus.html, Zugriff am 08.02.2017

Inwork (2016):   Beschwerdemanagement im Krankenhaus,
http://www.inworks.de/themen/beschwerdemanagement-im-
krankenhaus.html, Zugriff am 08.03.2017

Hort, D., Mattern   Risiken verringern, Sicherheit steigern; Deutscher Ärzteverlag
H., Trent M., Lau-   GmbH, S.14
terberg J., (2009):

Kahla-Witzsch   Beratung im Gesundheitswesen, http://www.kahla- witz-
(2014):   sch.de/risikomanagement.htm, Zugriff am 25.02.2017

Kooperation für   Änderung der Bewertung von Kernkriterien im Bereich Kran-
Qualität und   kenhaus Katalog ab 2009, verfügbar unter:
Transparenz im   http://www.ktq.de/index.php?id=271
Gesundheitswe-
sen (2016)   KTQ Visitoren, verfügbar unter:
http://www.ktq.de/index.php?id=20

Köbberling J.,   Critical Incident Reporting System- Eine überzeugende Idee,
Bernges S.,   Probleme in der Umsetzung,
(2007):   http://link.springer.com/article/10.1007%2Fs00063-007-1118-
0?LI=true#page-1, Zugriff am 28.02.2017

Lauterbach, K.   Gesundheitsökonomie, Qualitätsmanagement und Evidence-
W., Schrappe, M.   basedMedicine, 2 Aufl., ORT
(2008):

Lauterberg, J.,   CIRS-Critical Incident Reporting System, Patientensicherheit-
(2006):   konkrete Konzepte; AOK-Bundesverband, Berlin,
http://www.gqmg.de/Dokumente/folien_gqmg_2006/Lauterberg
_CIRS_GQMGkompakt.pdf, Zugriff am 23.02.2017

Nüllen, H., Nop-   Lehrbuch Qualitätsmanagement in der Arztpraxis, 3 Aufl., ORT
peney, T. (o.J)

Suche: Management,

Online DUDEN   http://www.duden.de/rechtschreibung/Management, Suche:
(2016):   Risiko, http://www.duden.de/rechtschreibung/Risiko, Zugriff am

Statista (2014)   Anzahl der Krankenhäuser in Deutschland in den Jahren 2000 bis 2012, verfügbar unter: http://de.statista.com/statistik/daten/studie/2617/umfrage/anzahl-der-krankenhaeuser-in-deutschland-seit-2000/, Zugriff am 20.02.2017

Staender, S., (o.J.):   Lernen aus Zwischenfällen, http://www.cirs.ch/, Zugriff am 08.03.2017

Staender, S. (2014):   Webseite der Universität Witten/Herdecke, Download zum Thema: Warum braucht es ein anonymes Fehlermeldesystem, http://www.uni-wh.de/aktuelles/detailansicht/artikel/aus-fehlern-im-krankenhaus-lernen/ , Zugriff am 04.03.2017

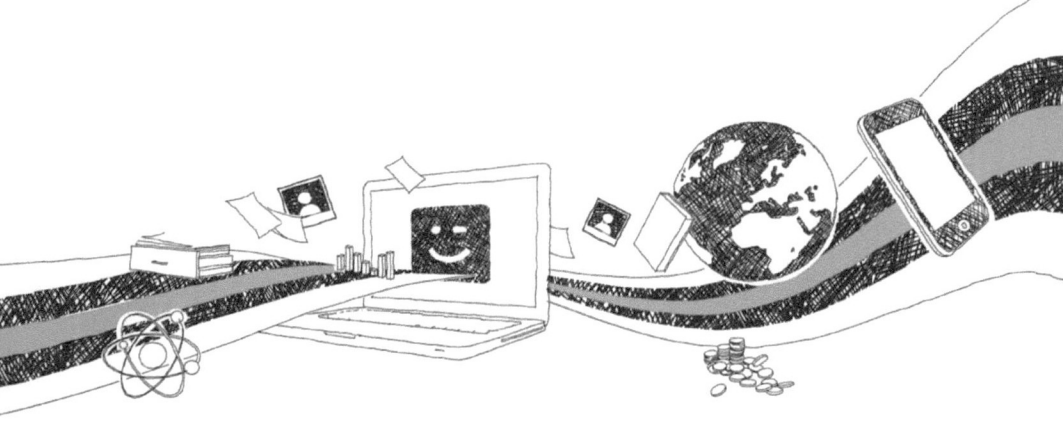
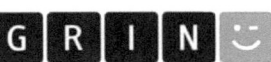